AF462292

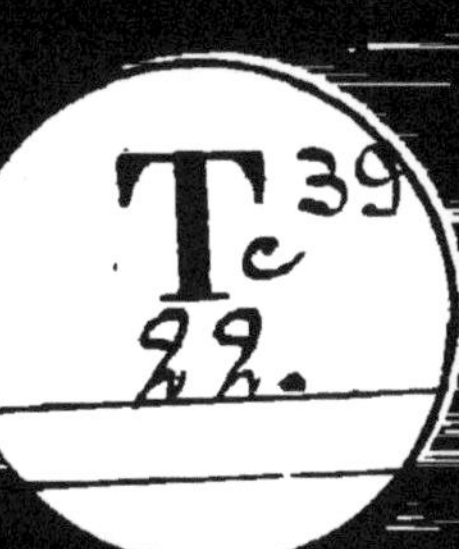
Tc 39
22.

DE

L'HYGIÈNE

PUBLIQUE EN GÉNÉRAL

ET DE CELLE DE LA

VILLE DE CONDOM

EN PARTICULIER,

PAR LE DOCTEUR **LESPIEAU**,

MÉDECIN-MAJOR DE PREMIÈRE CLASSE DES ARMÉES, EN RETRAITE; AIDE-MAJOR DE LA COMPAGNIE DE SAPEURS POMPIERS DE LA VILLE DE CONDOM; MEMBRE DU CONSEIL DE SALUBRITÉ DU PREMIER ARRONDISSEMENT DU GERS; CHEVALIER DE L'ORDRE IMPÉRIAL DE LA LÉGION-D'HONNEUR; MÉDAILLÉ PAR S.S. LE PAPE PIE IX.

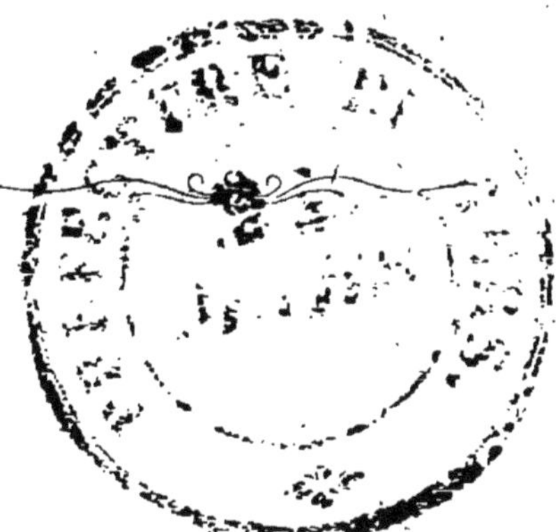

CONDOM :

DUPOUY, IMPRIMEUR-LIBRAIRE, ÉDITEUR, PLACE-D'ARMES

1858.

DE

L'HYGIÈNE PUBLIQUE EN GÉNÉRAL

DE

L'HYGIÈNE

PUBLIQUE EN GÉNÉRAL

ET DE CELLE DE LA

VILLE DE CONDOM

EN PARTICULIER,

Par le Docteur **LESPIEAU**,

MÉDECIN MAJOR DE PREMIÈRE CLASSE DES ARMÉES, EN RETRAITE; AIDE MAJOR DE LA COMPAGNIE DE SAPEURS POMPIERS DE LA VILLE DE CONDOM; MEMBRE DU CONSEIL DE SALUBRITÉ DU PREMIER ARRONDISSEMENT DU GERS; CHEVALIER DE L'ORDRE IMPÉRIAL DE LA LÉGION D'HONNEUR; MÉDAILLÉ PAR S.S. LE PAPE PIE IX.

CONDOM:

J.-M. DUPOUY, IMPRIMEUR-LIBRAIRE, ÉDITEUR, PLACE-D'ARMES.

1858.

INTRODUCTION.

Aujourd'hui que l'HYGIÈNE PUBLIQUE est devenue l'une des grandes préoccupations du Gouvernement de la France, les populations ont des devoirs à remplir afin que les mesures que l'Administration croirait devoir prendre soient acceptées par elles et considérées comme un bienfait nouveau qu'elle cherche à leur procurer.

Ces devoirs des populations, pour un objet d'une aussi haute importance, seront compris, nous en sommes persuadés; la tâche de l'Administration sera, par conséquent, rendue facile, car, là où il y a entente réciproque, il y a possibilité de faire le bien.

Ces paroles sont adressées aux Condomois par un des leurs qui, après quarante années d'absence de sa ville natale, retourne dans ses Pénates, où il espère trouver un honorable repos sans toutefois renoncer à occuper ses loisirs de la manière dont il l'entendra. Ce qu'il fait aujourd'hui doit être considéré comme le prélude de ce qu'il fera toujours, sans prétention comme sans préoccupation. Son but est de rechercher les causes prédisposantes, déterminantes ou occasionnelles des diverses maladies qui atteignent la population Condomoise; de les signaler à cette population, et de lui indiquer les moyens propres, soit à les éviter, soit à les combattre. Le théâtre de ces recherches, c'est l'Hygiène; en effet, l'Hygiène nous enseigne à conserver la santé et à la rétablir lorsqu'elle est altérée. Connaît-on un plus beau sujet de travaux et de méditations que cette science si vaste, si nécessaire? Toujours ancienne, toujours nouvelle, cette science n'est pas seulement médicale, elle est aussi politique, morale, sociale, philosophique; elle est certainement la première de toutes, si l'on mesure son importance à l'étendue de ses recherches, à l'utilité de ses services. Elle pénètre sous le toit du pauvre et dans les palais; elle visite les ateliers, les prisons, les hospices; à la voix de PINEL, elle brise les chaînes des malheureux aliénés; c'est elle qui, modifiant par la culture le monde moral comme le monde physique, relève de sa ruine la dignité humaine, et répand dans toutes les classes l'intelligence du droit et de la justice : fille du Christianisme, c'est d'elle, enfin, que dérive toute civilisation, c'est-à dire toute amélioration des destinées du genre humain sur la terre. Connaissez-vous une science qui ait autant de titres à la reconnaissance des peuples? Que nous proposons-nous dans le travail que nous offrons aujourd'hui à nos compatriotes? L'amélioration des conditions physiques et matérielles au milieu desquelles ils vivent depuis tant d'années, souvent au détriment de leur santé.

Nous avons déjà dit que c'est sans prétention comme sans préoccupation que nous livrerons notre consciencieux travail à l'appréciation du public, que nous nous appliquerons toujours à signaler à qui de droit les *institutions* ou les *pratiques vicieuses* que nous remarquerons, et si des *abus traditionnels* ont souvent lassé le zèle de nos administrateurs, ils ne lasseront pas le nôtre ; il faut que l'Hygiène publique ait raison : la justice et la loi l'ordonnent.

Y a-t-il quelque chose de plus raisonnable et de plus équitable à la fois que d'avoir du respect, des égards, de la déférence pour les hommes qui vivent à côté de vous ? N'êtes-vous sur la terre que pour vous contrarier et vous nuire les uns aux autres ? N'incommoder sciemment personne et réclamer pour soi les mêmes attentions n'est-ce pas d'une stricte justice ? Eh bien ! l'Hygiène publique n'est que cela : lisez notre petit travail, et vous serez sûrement convaincu de cette vérité.

Nous avons dit que l'Hygiène publique et la Salubrité imposaient des devoirs aux populations ; elles en imposent aussi à l'autorité, et nous espérons qu'elle saura les remplir. Mais, remplissez les vôtres, si vous voulez ne pas commettre une faute Obéir à l'autorité qui demande l'exécution pure et simple des lois, c'est un devoir qui ne se commente pas ; commenter un ordre donné, c'est être prêt à désobéir. Le jour où cette juste maxime sera universellement mise en pratique, la rigueur des lois n'aura plus sa raison d'être. Nous appelons ce jour de tous nos vœux pour avoir une belle conquête de plus à enregistrer.

En fait d'Hygiène publiqe et de Salubrité, CONDOM n'a pas beaucoup progressé. Parmi les causes qui se sont jusqu'ici opposées à cette progression, il y en a qui sont inhérentes à la localité, d'autres qui témoignent de la profonde incurie de l'autorité, et d'autres enfin qui ne peuvent être attribuées qu'à la population.

Dans notre travail nous avons présenté CONDOM tel qu'il est; nous avons examiné sa Position, son Étendue, son Périmètre, l'Aspect de son intérieur, ses Rues, ses Maisons, son Sol, son Pavage, ses Eaux, son Eclairage, ses Établissements publics, etc., etc., etc., et nous avons proposé des améliorations que nous livrons avec confiance à la haute et bienveillante appréciation de l'Autorité compétente.

DE

L'HYGIÈNE

PUBLIQUE EN GÉNÉRAL

ET DE CELLE DE LA

VILLE DE CONDOM

EN PARTICULIER.

Considérations générales sur l'Hygiène publique et la Salubrité.

Avant d'entrer dans les considérations que nous annonçons, disons ce que c'est que l'*Hygiène*.

L'HYGIÈNE est cette partie de la médecine qui nous apprend a régler la vie de l'homme, considéré soit comme individu, soit comme espèce, de manière à assurer l'exercice régulier de toutes ses fonctions, et le développement complet de toutes ses facultés.

Cette définition pourrait être plus brève, nous en convenons, mais ce n'est pas dans la brièveté qu'on trouve toujours l'exactitude.

On distingue l'Hygiène en *Hygiène privée* et en *Hygiène publique* ; l'une n'a qu'un seul individu en vue, tandis que l'autre en comprend plusieurs à la fois : c'est de cette dernière que nous allons nous occuper dans ce petit travail.

L'Hygiène publique comprend une foule de questions qui doivent être familières à une *administration municipale*, car celle-ci a été instituée tout exprès pour s'en occuper. Tous les habitans d'une ville ont le droit d'exiger de leurs Magistrats de bonnes eaux potables, un air pur, et un sol d'un parcours commode. Ces trois grandes conditions de la vie des villes leur sont dues, et le premier devoir d'un MAIRE et d'un PRÉFET, est d'en assurer le bénéfice à la population dont ils gouvernent les intérêts.

Ce fut dans le but de rendre cette tâche plus facile à l'autorité *municipale* et *préfectorale*, que le gouvernement, par un décret en date du 18 décembre 1840, prescrivit l'institution des *Conseils d'hygiène publique et de salubrité* dans les départements où cette institution n'existait pas encore ; dans les chefs-lieux d'arrondissement qui n'en avaient jamais eu, et permit aux préfets d'établir des commissions dans les chefs-lieux de canton.

Cette création, établie sur une aussi grande échelle, témoigne largement de la haute importance que le gouvernement attache à ce que la Santé publique soit partout protégée et partout respectée. Ce but est-il atteint? Non : ce respect et cette protection manquent aujourd'hui encore à la santé publique dans quelques contrées de l'Empire. A quoi cela tient-il? A des circonstances dont les unes dépendent de la législation, et les autres du soin que le Maire de l'endroit apporte dans l'exécution des réglements sur la matière

Le titre 2 du décret déjà cité, est consacré en entier aux attributions des Conseils d'hygiène publique et de salubrité. Ces attributions s'étendent sur tout ce qui intéresse la santé des citoyens et celle des animaux ; aussi, l'arrêté ministériel du 15 février 1849, prescrit-il de n'admettre, comme membres de ce Conseil que des hommes qui, à raison de leur profession ou de leurs travaux habituels, sont appelés à s'occuper d'Hygiène.

Cette prescription est très-sage : il est à regretter qu'on n'ait pas eu l'idée de faire entrer le Conseil d'hygiène tout entier dans le Conseil municipal; l'un et l'autre travaillent dans le même but, c'est la loi qui le dit, pourquoi dès lors travailler séparément et souvent même contradictoirement? Cette fusion des deux conseils dans une commune est à nos yeux indispensable pour que l'institution qui nous occupe réponde au vœu du législateur. Que peut-il arriver autrement? Il peut arriver qu'un Conseil municipal, quoique composé d'hommes très-honorables, mais peu versés dans les connaissances hygiéniques, rejette le projet soumis à sa délibération par le seul motif qu'il n'a pas su en apprécier la valeur. Notre supposition, dans une circonstance de cette nature, est du domaine du possible, et c'est dans le but de l'en arracher que nous nous livrons à ces réflexions.

Mais, si ce que nous avons déjà dit est vrai, c'est-à-dire, si une administration *municipale* a été créée tout exprès pour veiller aux intérêts physiques et matériels des populations, pourquoi la compétence notoirement reconnue et proclamée n'obtiendrait-elle pas une préférence législative? Si la loi lui refuse cette justice le bon sens la lui accorde, car tout le monde sait qu'un homme peut-être à la fois bon hygiéniste et bon économiste, et qu'il n'existe aucune incompatibilité entre l'étude et la pratique de l'une et l'autre de ces deux sciences.

Mais, nous dit-on, comment concilier votre proposition avec la loi nouvelle à l'endroit du vote universel? Les officiers *municipaux* sont nommés à la pluralité des voix? Tranquillisez-vous : la conciliation est faite ou facile à faire; la soif du vote est étanchée en France depuis que tous les hommes sont électeurs, et si le droit d'élire était encore réservé à quelques privilégiés vous entendriez des jérémiades à tous les coins de rue. D'un autre côté, si la soif dont nous parlons plus haut venait par hasard à se raviver, l'autorité pourrait, par des moyens légaux, arriver à la consécration de ce principe dont l'absence dans la législation forme une lacune regrettable. Si cette explication suffit pour rassurer les âmes timorées, nous nous félicitons de l'avoir donnée.

Mais est-il vrai que la lacune dont nous nous occupons soit regrettable? Oui, car elle s'oppose en grande partie à la complète exécution des décisions rendues par le Conseil d'hygiène publique et de salubrité dans les localités surtout où la licence a pris de fortes racines, attendu que bien-être physique et licence populaire sont des mots qui hurlent de se trouver ensemble.

Essayons maintenant de retracer les rapports qui doivent exister entre des citoyens réunis en société, et de signaler quelques-uns des principaux progrès obtenus par cette réunion

L'agglomération de la population dans une ville s'accompagne de circonstances qu'il importe de déterminer; c'est pour se prêter un mutuel appui que les hommes se sont réunis; ils se sont associés pour se livrer, soit aux arts, soit au commerce. Considéré dans son ensemble, l'être collectif, qu'on nomme ville, constitue une unité qui vit d'une vie particulière, dont les conditions, toutes spéciales, méritent un examen sérieux. Il faut aux hommes, ainsi assemblés, des habitations salubres et commodes; les maisons dans lesquelles ils font leur demeure sont l'œuvre d'arts et de métiers divers qu'il faut protéger. Dans son rapide essor, la civilisation crée à chaque instant des besoins jusqu'alors inconnus, et demande incessamment à l'industrie des jouissances nouvelles. Une impulsion irrésistible pousse les sciences physiques et chimiques dans la voie du progrès, et les excite sans cesse, soit à perfectionner les arts existants, soit à en créer de nouveaux.

Ainsi, trois grands intérêts sont en contact au sein des villes : la santé publique, l'industrie, la propriété. Il importe essentiellement à la population que la condition des agents immédiatement nécessaires à la vie soit dans un parfait état de pureté; l'air atmosphérique ne doit point être vicié par des émanations incommodes ou insalubres; l'eau potable a son état normal en dehors duquel elle devient nuisible. Toutes les circonstances matérielles de l'agglomération plus ou moins considérable d'hommes ont leur lois, dont l'inobservation peut causer au bien-être de tous un dommage considérable. Ce qu'on appelle Droit commun en matière de salubrité, c'est le droit inviolable de chacun à la jouissance entière et parfaite des conditions de la vie; ce qu'on nomme insalubrité, c'est l'altération de ces conditions lorsqu'elle est portée au point de nuire à cet exercice libre, régulier et facile des fonctions de l'organisme humain qu'on nomme la Santé.

Tout notre édifice social, tel qu'il est constitué, repose sur la propriété; elle n'est réelle et complète qu'autant que nul ne peut l'atteindre dans ses divers avantages, et son droit est compromis si la situation nouvelle dans laquelle on la fait entrer lui fait perdre une partie de sa valeur. Représentée, par exemple, dans l'enceinte des villes par des maisons, elle a des conditions dans lesquelles il n'est pas permis de la troubler. Ce n'est pas assez que les hommes ainsi associés sous un toit commun, ne rencontrent rien dans les éléments matériels de la vie qui soit de nature à la compromettre; ils sont encore en droit de se plaindre, si l'exercice d'un art ou d'un métier vient apporter une perturbation grave dans la libre jouissance des bénéfices de l'existende sociale. Ainsi, auprès de l'insalubrité, vient se placer l'incommodité, moins dangereuse sans doute, mais très-souvent assez fâcheuse pour être prise en considération et appeler une répression efficace.

Une ville n'existe, on le sait, que sous des conditions déterminées; pour qu'une maison soit construite, il faut des matériaux de toute espèce, des produits de cent métiers dont l'exercice est une nécessité. Des arts nombreux et dont la civilisation ne saurait plus se passer, font une grande consommation d'acides et de produits chimiques divers; la vive et brillante lumière qui éclaire maintenant une foule de cités pendant la nuit, est le produit d'une industrie désormais identifiée intimément avec la vie des villes qui peuvent ou qui savent se créer des ressources pour les besoins urgents. Grand nombre d'ateliers empruntent aujourd'hui la force matérielle dont ils ont besoin à un agent merveilleux qui, sous le nom de machine à vapeur, s'est définitivement assis, sous mille formes différentes, auprès de notre foyer domestique. L'électricité elle même est aujourd'hui employée à transmettre la pensée à de grandes distances avec une rapidité jusqu'ici inconnue, sans que la mer lui forme obstacle. Voici donc une multitude d'arts et métiers qui sont autant d'éléments constituants de la vie sociale. Supprimez-les il n'y aura plus de ville possible. Ces fabriques et ces usines ont aussi leurs droits, dont le premier est la faculté de pouvoir être exercé avec sécurité.

Ainsi, l'industrie, la salubrité et la propriété sont trois intérêts qu'il faut respecter et protéger, mais non au même degré. La protection que l'industrie mérite à tant de titres, est néanmoins limitée; il ne faut pas que l'exercice d'un art porte une atteinte grave à la salubrité, ou compromette la propriété dans quelques-uns de ses intérêts. Qu'elle ne s'y trompe point, l'industrie n'est libre que sous la condition très-expresse que son exercice n'apporter aaucun dommage, soit aux droits des tiers, soit à l'intérêt général: elle s'est fait une belle position dans notre ordre social; mais quelque digne d'égards qu'elle soit, il est quelque chose encore de plus recommandable, c'est la Santé des citoyens.

Nous arrêterons là nos considérations générales sur les devoirs réciproques des hommes qui vivent en société; nous ajouterons seulement que l'Hygiène publique est une science d'observation complètement étrangère aux illusions de la théorie, qu'elle se résume toujours en applications pratiques, et que son expression la plus haute, c'est l'institution des conseils de salubrité.

Ces conseils sont partout institués; l'Arrondissement de Condom a le sien, et lorsqu'il fonctionne c'est sous la présidence du Sous-Préfet.

Les Membres qui composent ce conseil sont au nombre de onze, ils jouissent à bon droit de l'estime publique, ce sont des hommes d'honneur et de science, ils ne reculeront devant aucune peine, aucune fatigue, pour procurer à la population de la Ville et à celle de l'Arrondissement, le bien-être qui résulte toujours de la salubrité publique. Le rôle que ce conseil joue dans cette occurrence est malheureusement trop passif, il devrait avoir assez d'autorité pour que ses décisions fussent exactement et constamment exécutées, tandis qu'elles peuvent être éludées, dénaturées, mutilées, tronquées et même annulées, tout en restant dans la lettre de la législation sur la matière. Mais reste-t-on dans son esprit? évidemment non; le législateur a entendu créer une chose sérieuse, et le côté sérieux disparaît du moment que les travaux du conseil restent sans effet. Nous le répétons, il n'y a que la fusion des deux conseils qui puisse donner raison à l'institution dont nous nous occupons.

CONDOM.

La Ville de CONDOM, chef-lieu d'Arrondissement du département du Gers, à 43 kilomètres N.N.O. d'AUCH, est agréablement située dans une riante vallée arrosée par deux rivières, la Baïse et la Gèle. Sa population est de cinq mille âmes environ.

PÉRIMÈTRE DE CONDOM.

La circonférence de la ville est de trois kilomètres environ; des boulevards plantés d'arbres forment à peu près les deux tiers de cette circonférence. Les améliorations dont ces Boulevards ont été depuis peu d'années l'objet les ont rendus praticables aux voitures et aux piétons dans toutes les saisons. Leur achèvement changerait tout-à-fait en bien l'aspect extérieur de la ville, ils deviendraient un puissant auxiliaire d'assainissement, une sortie agréable et commode pour tout le monde.

ASPECT INTÉRIEUR DE LA VILLE.

L'intérieur de Condom offre un aspect de vétusté qui le rend sur plusieurs points désagréable. Il se trouve sous ce rapport, du reste, dans les mêmes conditions que presque toutes les vieilles villes, et ce n'est qu'à la suite d'une circonstance toute fortuite, que Condom est un peu sorti de cette léthargie dans laquelle il était plongé depuis des siècles.

C'est depuis les événements politiques de 1830, que la figure de Condom s'est un peu déridée ; elle en avait besoin, ses rides étaient nombreuses et profondes, mais deux hommes qui seront toujours chers au pays sont venu les effacer en partie.

Le nom de ces deux hommes sont dans toutes les bouches ; la justice réclame que la reconnaissance soit dans tous les cœurs.

Condom a aujourd'hui un canal et de nombreuses routes qui lui permettent de transporter au loin ses denrées ; Condom est aujourd'hui ville de commerce ; son Comptoir d'escompte fait tous les ans des affaires pour des sommes considérables ; sa population jouit d'un bien-être certain, ce bien-être est en progrès ; des négociants étrangers viennent s'asseoir à notre foyer domestique, l'inertie des Condomois perd chaque jour de sa force ; voilà ce que nous constatons et ce que nous n'hésitons pas à attribuer à la bienveillante initiative de Messieurs PERSIL et SALVANDY.

RUES. -- MAISONS.

Les Rues de Condom sont en général étroites, tortueuses et constamment sales. Lorsque l'idée nous est venue d'entreprendre le petit travail que nous livrons aujourd'hui au jugement du public, nous nous étions proposé d'examiner une à une les rues de la ville, pensant n'avoir que la défectuosité et la saleté de quelques-unes à signaler; nous n'avons pas tardé à reconnaître que nous étions dans l'erreur; la saleté existe dans toutes, elle ne varie guère que du plus au moins: aussi avons-nous bien vite abandonné ce projet afin d'éviter des redites d'un ordre trop dégoûtant. A ceux qui seraient peu convaincus du fait que nous avançons nous leur indiquerons la rue qui, sur le plan de la ville, porte le nom des *Argentiers* comme un spécimen curieux à consulter. La situation de cette rue au centre de la ville, la population qui l'entoure, auraient dû la protéger contre l'envahissement des gens malpropres; il n'en a rien été; cette rue est ce que, de mémoire d'homme, elle a toujours été, c'est-à-dire, des latrines publiques.

Le luxe qui s'est introduit à Condom semble s'être arrêté aux articles de toillette; il a pu pénétrer dans quelques habitations, mais, à coup sûr il n'est pas descendu dans la rue. La voie publique est aujourd'hui ce qu'elle était il y a 50 ans et plus.

La partie de la rive droite de la Baïse qui constitue le

quai est dans d'excellentes conditions de salubrité. Que se propose-t-on de faire de ces quelques immeubles d'une hideuse apparence situés entre les deux ponts, tour à tour menacés et menaçants, que la rive gauche de cette rivière semble ne supporter qu'à regret, et avec un mépris visible et pardonnable? En déblayant ce terrain, et en le convertissant en port, l'hygiène publique et le commerce y gagneraient.

Les maisons de Condom, récemment construites et récemment restaurées, sont en général dans de bonnes conditions hygiéniques : l'air et la lumière les pénètrent abondamment, et les matériaux dont on s'est servi pour les établir sont de bonne qualité.

Malheureusement les maisons récemment construites et récemment restaurées, sont en petit nombre à Condom ; il suffit de parcourir un peu la ville pour être convaincu de cette vérité.

La vétusté sous laquelle se présentent plusieurs maisons à Condom, est souvent accompagnées de vices intérieurs qu'il faut s'empresser de détruire ; car si le pauvre dans les villes fournit proportionnellement plus à la mortalité que le riche, ce n'est pas précisément parce qu'il manque de nourriture et de vêtements, c'est parce qu'il habite ordinairement les mauvais quartiers, et dans ces quartiers les mauvaises rues et les mauvaises maisons; qu'il se loge dans des lieux obscurs, humides, resserrés, malpropres, où il respire un air infect, et ne comprenant pas que cet air qu'il a déjà respiré et qu'il respire encore, par les miasmes délétères dont il est chargé, agit sur lui comme un poison lent qui le mine chaque jour; il retient cet air tant qu'il peut, soit pour se défendre du froid, soit pour éviter ce qu'il appelle les coups d'air! Ajoutez à cela l'odeur que répand ce tas de fumier ramassé dans les rues, sur les routes, et placé dans un coin du logis, s'agrandissant chaque jour par des dépôts successifs, consistant en crottes d'animaux, en détritus de végétaux, en excréments, etc., etc , et vous aurez une idée exacte de la pureté de l'air que l'on respire dans certaines habitations, où cet abus est séculaire et pratiqué par beaucoup de personnes.

A ceux qui nous diraient que nous assombrissons le tableau, nous répondrons : venez avec nous dans ces ruelles nauséabondes, inconnues du soleil, d'une largeur juste suffisante pour laisser passer le ruisseau; entrons dans ces habitations que le défaut de soin a fait vieillir avant le temps, et voyez si l'ordure n'est pas partout, si les tentures qui tapissent les murs et les plafonds ne sont pas l'ouvrage des araignées, et si ce vaste produit n'atteste pas que ces insectes ont dû travailler longtemps! Que faire en présence d'un pareil désordre! vous bornerez-vous à gémir en silence, à user de la persuation, à rappeler à ces braves gens les préceptes posés par HIPPOCRATE, par VITRUVE, par MARC et par PARENT-DUCHATELET? Vous perdez votre temps et votre éloquence; usez des moyens que vous donne la loi ; soyez sévère envers les récalcitrants, ferme et juste pour tous et vous obtiendrez des résultats satisfaisants.

N'est-ce pas par des mesures de propreté locales et individuelles, qu'on est parvenu à diminuer de beaucoup la mortalité dans l'armée ? Les bâtiments qui servent de logement à la troupe sont pour la plupart d'anciens couvents convertis en casernes, et ont suppléé par des soins incessants aux causes d'insalubrité qu'ils peuvent présenter. Le soldat aussi est tenu d'observer la propreté sur lui et autour de lui ; il se soumet d'autant plus volontiers à cette règle, qu'il a chaque jour sous ses yeux l'exemple des bienfaits qu'elle procure. Nous savons quelque chose, nous, de ce bienfait ; l'hygiène de la troupe, celle des casernes, des hôpitaux, des prisons, des camps, était sous notre direction immédiate, elle nous a occupé pendant près de trente cinq ans.

Un de nos amis nous disait l'autre jour, qu'avec la troupe tout était possible, mais qu'il n'en était pas de même avec la population civile. Cet ami est dans l'erreur, les chefs militaires ne demandent et ne peuvent demander que l'exécution des lois et règlements ; est-ce qu'il y a un Maire quelque part qui substitue ses caprices aux lois ? L'Autorité légalement établie, à quelque ordre qu'elle appartienne, est dans l'obligation de faire exécuter la loi, surtout lorsqu'il s'agit de la santé publique, sous peine de faute grave.

Répétons-le, la propreté des rues et celle des maisons doivent être surveillées avec attention. Le meilleur moyen selon nous d'arriver à ce résultat, ce serait de faire fonctionner le marteau d'un intelligent démolisseur, afin que par des éclaircies habilement ménagées, on put donner aux rues la largeur et l'alignement qui leur manquent, et aux maisons qui seraient restées debout la quantité nécessaire d'air et de lumière pour les rendre salubres.

Les rues de la ville qui réclament ces éclaircies sont nombreuses; nous les indiquerons lorsqu'il aura plu à l'autorité de leur donner un nom et aux maisons un numéro. Des voyageurs nous ont assuré que les rues des plus pauvres villages de Béotie étaient toutes baptisées et les cahutes numérotées. Il ne serait pas mal d'être Béotien sous ce rapport.

PAVAGE.

Le système de pavage et de nettoiement des rues, ainsi que les conditions du sol sur la voie publique ne sont pas sans influence sur la santé. Toute disposition qui tend a gêner l'écoulement des eaux, a pour effet nécessaire d'entretenir l'humidité de l'atmosphère; même observation pour le pavé. Celui qui est en usage à Condom n'est peut-être pas insalubre, mais il est incommode et très-cher en raison de son peu de durée. Il se compose, on le sait, de cailloux ovoïdes placés verticalement et serrés les uns contre les autres; une couche de gravier, souvent mêlé de terre, garnit leurs interstices et lie leurs extrémités aiguës sans en dissimuler l'aspérité.

Ce mode de pavé est généralement abandonné, même dans les contrées où le silex est abondant, à cause de son incommodité et des dépenses que son entretien occasionne.

Le système de *Mac-adam* étant plus uni, est de beaucoup préférable au précédent. Présenter ce mode de pavage pour une ville, c'est prendre l'engagement d'établir un service permanent de nettoiememt, car il est boueux ou poudreux selon les saisons et l'état hygrométrique de l'air.

Les pierres cubiques ont une supériorité incontestée; mais les frais de premier établissement sont beaucoup plus considérables; il est vrai que ceux d'entretien sont nuls. De tous les systèmes connus, celui des pierres cubiques est le meilleur; avec lui le pied se place commodément sur le sol, il ne conserve pas l'humidité longtemps et la formation de la boue est difficile.

La voie publique à Condom peut être comparée à un *Biset* ou *Bizet*. Il a des rues pavées avec des cailloux; il y en a à la pierre plate, au *Mac-adam*, au plâtras seul ou associé à des tuiles cassées, cul de bouteilles etc, etc, et d'autres à rien dutout, absolument comme les rues des villages Béotiens dont nous parlions tout à l'heure, et avec lesquelles la principale rue de *Barlet*, entre autres, peut-être comparée.

Cet état de rues de Condom serait risible s'il n'était dangereux pour la santé publique; mais le danger existe, il est à l'état latent, et il ne faut qu'une étincelle épidémique pour le faire éclater. Il conviendrait d'adopter un mode de pavage qui fut uniforme pour toute la ville, plus commode et moins coûteux que celui qui existe déjà sur le plus grand nombre de points; qu'on veillât à son entretien et à son nettoiement.

ÉGOUTS.

Les égoûts sont des canaux souterrains qui ont pour objet de conduire à une rivière les eaux pluviales ou ménagères, ainsi que les immondices liquides provenant, soit de la voie publique, soit des maisons. Ces canaux ont été de tout temps négligés à Condom, et pourtant ils y seraient très-utiles; la déclivité des rues est suffisante dans toutes pour que l'écoulement des matières liquides se fasse avec facilité et promptitude soit vers la Baïse, soit vers la Gêle, deux cours d'eau, qui peuvent être utilement employés à ce service.

D'après l'office auxquels ils sont destinés, ces canaux doivent avoir une largeur et une profondeur déterminées par différentes circonstances; il faut qu'ils puissent recevoir la quantité d'eau qui s'y présente, dans les temps ordinaires et pendant les temps d'orage, afin que cette eau ne reflue pas dans les rues, ce qui arriverait si, malgré leur pente rapide, la masse d'eau était hors de proportion avec la capacité des conduits, ou que ces conduits vinssent à s'engorger par les dépôts successifs de matières solides tenues en suspension dans l'eau.

Quant aux matériaux à employer pour la construction des égouts, c'est la pierre dure dite siliceuse et le mortier hydraulique en abondance; pour le plancher un corps solide et uni; prenez la brique épaisse, bien cuite et liez-les ensemble au moyen de ciment lithoïque.

La pierre molle, poreuse et le mortier ordinaire sont de très mauvais matériaux qu'il faut rejeter; leur perméabilité est trop grande, et les liquides acides les corrodent trop facilement pour qu'il soit prudent de les employer. Les quelques mètres d'égoûts que l'on vient de construire dans la rue des *Armuriers* sont, à notre avis, mal établis; la prompte détérioration de ce canal et les infiltrations qui arriveront prochainement dans les maisons voisines, donneront bientôt raison à notre opinion. Disons maintenant les conditions que doit avoir un égoût et pourquoi il doit les avoir.

Pour être établi selon les règles de l'art il faut que la paroi supérieure d'un égoût ait, de distance en distance, des ouvertures grillées qu'on nomme *Regards*, qui servent à introduire de l'air pour les ventiler, de l'eau pour les nettoyer, et des ouvriers pour les déblayer ou les réparer. La hauteur et la largeur leur sont donc nécessaires, puisque des ouvriers peuvent être appelés à les réparer, c'est-à-dire, à travailler dans leur intérieur quelquefois des journées entières.

L'utilité des égoûts ne saurait être contestée : chaque rue devrait avoir le sien : la propreté d'une ville dépend de cette mesure, car si ces canaux existaient dans Condom et si chaque maison avait une communication directe avec ce réseau souterrain, les projections perpétuelles qui s'opèrent des fenêtres de tous les étages soit de jour, soit de nuit, d'objets contenus dans des vases d'usages divers, n'auraient peut-être plus lieu ; dans tous les cas elles n'auraient plus leur raison d'être.

Nous avons déjà dit que, par leur déclivité naturelle, les rues de Condom se prêtaient très-bien à l'écoulement prompt et facile des matières liquides introduites dans les égouts, ajoutons que le nettoiement de ces canaux de doit pas être exclusivement confié aux pluies ; nous avons des rivières aux portes de la ville, utilisons-les pour donner à nos rues la somme d'eau qui leur est nécessaire pour les maintenir propres, et cette eau servira pour nettoyer les égoûts.

Pour nous résumer nous dirons : une ville qui n'a ni égouts, ni eau courante dans les rues, ne saurait être maintenue propre.

Sous le rapport des égoûts, examinons cette question

sous un autre point de vue : ne peût-il pas se faire que Condom soit un jour éclairé au gaz? Condom sera-t-il éternellement privé d'eaux potables? Le gaz fournit aujourd'hui l'éclairage le plus brillant; il sera bientôt le plus économique et peut-être aussi le plus répandu. L'eau potable nous arrivera probablement aussi un jour; voyez comme ces canaux seraient admirablement disposés pour recevoir les tuyaux conducteurs de l'eau et du gaz? Nous prenons la liberté d'appeler la bienveillante attention de l'autorité sur cette capitale question.

LATRINES. -- VIDANGES.

Les latrines et les fosses d'aisances réclament une attention particulière; pour les agréments de la vie et de la salubrité, c'est un point essentiel que les émanations des matières fécales ne puissent s'en dégager et se répandre dans les différentes parties de la maison. Plusieurs moyens à cet effet se présentent :

Le 1er est celui de *Darcet*. Il consiste dans une ventilation continue et à double courant avec appel en sens inverse : d'une part, l'air extérieur se précipite dans l'intérieur de la fosse par les tuyaux de chute; d'une autre part, les gaz des matières, attirés dans un tuyau d'appel, sortent au-dessus du faîte des habitations. Ce système qui est simple, bon et peu coûteux es néanmoins peu employé.

Le 2me est celui de LARGE. Il consiste à adopter un syphon recourbé à l'ouverture du siége; un niveau d'eau arrête les émanations fétides, et ne permet pas leur dispersion au dehors.

Le 3me est de SALMON, PAYEN et BURAN. Il consiste à détruire les gaz fétides au moment ou ils se produisent, en jetant soit du noir animalisé, soit du sulfate de fer en solution, soit de l'acide sulfurique étendu d'eau, dans la fosse après chaque introduction, ou avant toute introduction de matières fécales.

Le 4me est de DERONES. Il consiste dans l'emploi des cuvettes disposées de telle sorte, que les liquides s'écoulent par un tuyau, tandis que les matières solides tombent sur un plan incliné recouvert de poudre de charbon. Elles sont désinfectées à l'instant.

Le 5me de HUGUIN. — Il consiste dans l'emploi d'un cylindre en fonte, percé de plusieurs cônes, qui laisse passer continuellement l'urine et retient les matières solides, qui en sont facilement enlevées sans qu'elles puissent répandre la moindre odeur.

Tels sont les moyens d'assainissement que les sciences physiques mettent à la disposition du public ; dans quelle proportion sont-ils employés?

Le curage des fosses d'aisance peut occasionner des accidents aux vidangeurs. Pour les éviter on se sert d'un désinfectant que l'on introduit dans la fosse avant de commencer le curage.

Plusieurs industriels ont pendant longtemps fait un secret des procédés qu'ils employaient et qui étaient pour eux une source de profits, puisqu'ils pouvaient immédiatement, et à peu de frais, convertir en un puissant engrais, sans odeur, une matière tout à l'heure repoussante par l'infection qu'elle répandait, et par le dégoût que son état de liquidité inspirait. Ces procédés sont connus, les voici dans toute leur nudité : nous avons dit qu'en jetant dans la fosse soit du noir animalisé, soit une solution de sulfate de fer, soit de l'acide sulfurique étendu de 40 ou 50 parties d'eau, on désinfectait instantanément la matière; ajoutez-y du plâtre ou toute autre poudre calcaire ou terreuse et vous la solidifierez. N'employez pas la chaux si vous ne voulez pas perdre la partie la plus active de votre engrais : l'ammoniaque. En effet, cet alcali est retenu par la substance désinfectante que vous avez employée : il n'est que masqué, il n'est pas détruit; si vous vous servez de la chaux pour obtenir la solidification de la matière, vous aurez immédiatement le dégagement du gaz ammoniacal, et vous perdrez, nous le répétons, le principe le plus important de votre engrais.

Nous parlerons aussi des fosses mobiles comme pouvant être utilement employées à Condom, où les latrines sont rares. Ce système, qui est applicable partout, a sur les fosses construites dans le sol, le grand avantage de pouvoir être enlevé facilement sans odeur, sans malpropreté pour la maison et sans chance d'asphyxie pour les ouvriers.

Nous avons à parler aussi des Latrines publiques, dont l'absence se fait si vivement sentir. Etablissez en par section, dans tous les quartiers de la ville; ayez également, *vous*, *Commune*, un champ clos dans lequel le chef de famille, qui ne possède pas un lopin de terre, puisse aller déposer les ordures qui infectent son habitation, les décombres de sa maison, qu'il ne sait où jeter et qu'il ne peut cependant garder chez lui. Vous lui recommandez d'être propre, d'être soigneux, d'éloigner de son logis tout foyer d'infection; vous avez raison; mais aidez-le dans la pratique de votre recommandation, et ne l'exposez pas à être poursuivi judiciairement s'il encombre la voie publique ou s'il la salit. *Qui veut la fin doit vouloir les moyens* : maxime vieille, mais toujours juste.

ÉQUARRISSAGE.

Grande ou petite, une ville doit avoir son chantier d'Écarrissage pour recevoir les cadavres des animaux et ceux qui sont condamnés à l'abattage. Ce chantier doit être à une distance assez grande de la ville, et au Nord si cela est possible, afin que les miasmes qui s'échappent de son enceinte n'arrivent que difficilement au centre de la population. L'Administration s'est jusqu'ici contentée de faire jeter les charrognes de tout âge et de tout sexe, sur un lopin de terre qui borde la route de Fourcès, à trois cents mètres du faubourg de la Bouquerie, et ouvert de tous côtés. Les conditions dans lesquelles se trouve cet établissement peuvent convenir à la race canine qui trouve là, de temps en temps, à se dédommager de la réduction qui a pu être opérée sur sa pâtée depuis la mise en vigueur de la loi *Grammont* ; mais les voisins de ce petit *Montfaucon* demandent qu'il soit transporté loin de leurs demeures; ils ont raison. Les rives de la Baïse, en aval de la ville, seraient convenablement disposées pour cet objet. Nous avons demandé que la Commune eut un terrain pour le service des vidanges de la ville ; le même terrain pourrait très-bien servir à l'enfouissement des charrognes qui, de leur vivant, étaient plus ou moins domestiques, sans qu'il y eut de part et d'autre la moindre dérogeance.

Nous avons dit qu'il convenait d'éloigner de la ville ce dépôt *omnibus*, et cela dans l'intérêt de la santé publique ; la loi les range dans la première classe des établissements insalubres.

Nous ne saurions trop insister sur la nécessité d'un établissement de ce genre pour Condom ; avec lui tout foyer d'infection disparaît, quel que soit le lieu où il réside ; mais sans lui vous n'obtiendrez qu'un résultat passager et incomplet : nous vous avons dit pourquoi.

PROSTITUTION.

Avant d'en finir avec les ordures de la ville, arrêtons-nous un instant en face de celle-ci. Parmi les foyers de maladies dont la surveillance importe le plus à la cause des mœurs et à la santé publique : ce sont les *Maisons de prostitution*. Tout agent physique, de nature à compromettre les conditions de la vie, ou seulement de la santé, appartient de droit aux attributions de l'hygiéniste. Une fabrique de première classe, quelle que soit la nature de ses procédés et de ses produits, n'exerce pas, à beaucoup près, d'aussi grands ravages que le *virus syphilitique*, domicilié légalement et patenté. Poursuivre jusqu'à extinction ce fléau des populations, c'est pour l'Autorité un devoir aussi impérieux que la répression des empiètements de l'industrie sur la propriété ou sur la santé publique.

Cette poursuite s'exerce à Condom, nous le savons; nous savons aussi que les filles inscrites sont soumises à des visites périodiques. Mais celles qui ne sont pas inscrites, et qui exercent cependant ce commerce au vu et au su de tout le monde, sans aucune dissimulation, celles-là échappent au contrôle sanitaire; ce sont toujours les plus à craindre.

Nous n'ignorons pas ce qu'il y a de délicat dans l'exécution de la mesure que nous semblons vouloir provoquer; mais lorsque les faits sont patents, qu'ils sont avoués par les personnes auxquelles ils sont attribués, il n'y a plus d'erreur possible, et le devoir de la police, dans ce cas, est nettement tracé. Porter d'office sur les contrôles de cette police toute fille ou femme qui exerce publiquement et notoirement ce commerce, et l'obliger aux visites prescrites par la législation et notamment par la *Circulaire du Ministre de l'intérieur aux préfets, en date du* 21 *juin* 1842, c'est agir prudemment, légalement et efficacement. C'est ainsi que l'on procède dans les grandes villes, où ce commerce est établi sur une grande échelle, et où aussi l'erreur est plus facile à commettre.

Avant de quitter cette fange que nous avons remuée pour ne laisser qu'une lacune de moins dans notre travail, exprimons un vœu : que les établissements dans lesquels la prostitution s'exerce à Condom, soient relégues loin de nos demeures, loin de nos enfants, hors de la vue des honnêtes gens; dans un coin de la ville, où la police puisse exercer une surveillance facile, efficace et morale.

EAUX POTABLES.

L'air, les eaux et le sol, tels sont les points culminants de l'hygiène publique. Deux d'entre eux ont été déjà examinés; occupons-nous maintenant de l'autre, il mérite une attention sérieuse.

Quoique assise aux bords de deux rivières et sur un sol que traversent des sources abondantes et limpides, la ville de Condom manque d'eaux potables. Si deux quartiers (le Pradeau et Pichoret) en possèdent chacun un filet, qu'on peut appeler bonnes relativement du moins, tout le périmètre de cette cité manque d'eau.

Condom a peu de fontaines publiques et celles qu'il possède sont en mauvais état, lorsqu'elles jaillisent, c'est à la suite d'un trop plein. Dans la saison chaude et en temps de sécheresse, la population est aux abois. Nos rues n'ont pas d'eaux courantes, et ne seront jamais tenues proprement tant qu'elles n'en auront pas. En résumé, pour le service public comme pour les usages particuliers, Condom, voisin de deux rivières, et souterrainement parcouru par de grandes nappes d'eau manque de ce liquide.

Plusieurs projets ont été, dit-on, discutés à cet égard; des études, ajoute-t-on, ont été même faites, mais on ignore si on les continue.

Notre long séjour dans l'armée, et les fonctions spéciales que nous y exercions, nous ont mis à même d'apprendre, par expérience, qu'en matière d'utilité publique, tout projet qui est mis à l'étude est par cela seul compromis, et que plus il y reste et plus son péril augmente.

Voyez au reste ce qui est arrivé pour le Louvre. Le projet d'achèvement de ce magnifique palais, demeure officielle des loups avant d'être appropriée à celle des Rois, est resté plus de quarante ans à l'étude! Il y serait peut-être encore, si une volonté supérieure et ferme n'était venu couper court à ces tatonnements par une décision péremptoire, parfaitement conforme à la situation et justifiée par le plus heureux des résultats. Aujourd'hui, cet incomparable édifice est achevé, et les études élaborées pendant tant de temps et à si grands frais sont pour jamais placées dans les cartons des inutilités.

Pour qu'un projet ait de la valeur, il faut qu'il soit réalisé presque aussitôt qu'il est conçu. La temporisation et une longue réflexion conduisent à l'abandon. C'est à la méthode expéditive que nous devons les nombreuses et admirables améliorations introduites en France depuis six ans : que cet exemple soit notre guide.

Revenons maintenant à notre sujet. L'eau de la Baïse, et concurremment l'eau qúe nous avons en ville, pour ne pas aller chercher plus loin, pourraient être utilisées avec avantage. Le point principal est de les rassembler, de les purifier et de les distribuer

Cette triple opération est de beaucoup au-dessous des connaissances que possède positivement le chef si éminent de l'administration des ponts-et-chaussées de l'arrondissement de Condom; que cet honorable fonctionnaire soit invité à diriger les travaux qui peuvent nous donner la qualité et la quantité d'eau nécessaire à nos besoins publics et privés, et vous acquerrez, vous et lui, de nouveaux droits à la reconnaissance d'une population qui n'a pas d'eau et qui enverra bientôt tout son vin loin de chez elle : avec quoi se désaltèrera-t-on alors à Condom?

Les Messieurs ROQUES, père et fils, deux célébrités médicales de Condom, dont la mémoire sera, sous plusieurs rapports, toujours chère à la population de la ville et de la contrée, n'usaient que de l'eau de la Baïse. L'analyse et l'expérience les avaient convaincus que la ville n'en possédait pas de meilleure. L'opinion de nos deux honorables maîtres, dans cette question encore, fait pour nous autorité; nous serions heureux qu'elle fut partagée par notre paternelle édilité.

Maintenant, s'il se présente un moyen plus avantageux que le nôtre, qu'on l'adopte, et notre but sera néanmoins atteint ; mais l'essentiel c'est d'en adopter un qui réponde le plus promptement possible à nos besoins : la santé publique l'appelle à grands cris.

ÉCLAIRAGE PUBLIC.

L'éclairage public à Condom se fait au moyen de trente-cinq réverbères ; c'est dire assez combien ce service laisse à désirer. Condom a 73 rues, 5 impasses, 4 places, un quai, des boulevards intérieurs et extérieurs, c'est-à-dire, près de 15,000 mètres d'étendue à éclairer. Trente-cinq réverbères ne suffisent pas à ce service ; il faut en doubler le nombre afin que la lumière arrive un peu partout.

L'éclairage de la ville, outre l'état de parcimonie avec lequel il est établi (il n'existe qu'une partie de la nuit hors les temps de lune, et lorsque celle-ci éclaire, les réverbères se reposent), a l'inconvénient d'être beaucoup trop coûteux ; avec la somme qu'il occasionne annuellement on entretiendrait le double de réverbères qui existent aujourd'hui et leur fonctionnement s'étendrait du soir au matin dans toutes les saisons. Pour un petit budget, il n'y a pas d'économie à dédaigner, surtout lorsqu'en faisant des économies on obtient un meilleur résultat. Nous laissons à l'autorité compétente le soin de décider sur le sort de cette importante question.

ANIMAUX NUISIBLES.

Par animaux nuisibles nous entendons parler des chiens errants, des porcs, oies, etc., etc.

Par une mesure de haute prudence, et à laquelle on ne saurait trop applaudir, tout chien qui, dans les villes bien administrées, est rencontré sur la voie publique sans être muselé, est saisi par les préposés et mis en fourrière, quelle que soit sa race, son origine, son sexe et la classe de sa taxe. Cette mesure s'exerce sans hésitation et sans pitié; cela s'appelle faire de la bonne administration, car la race canine peut être assimilée aux établissements dangereux et incommodes.

Le côté dangereux de la race canine est de la compétence du médecin. C'est à lui qu'appartient d'indiquer le genre de préservatif auquel il faut recourir lorsqu'on a été mordu par un chien présumé enragé. Ici, toute hésitation peut avoir les conséquences les plus funestes, la rage est la plus affreuse de toutes les maladies; elle tue inévitablement dès qu'un premier symptôme s'est manifesté. Nous n'affirmons pas qu'on ne parvienne un jour à trouver un moyen de la vaincre; mais aujourd'hui on n'en connaît pas. On comprend dès lors toute l'importance du préservatif; ce moyen existe, c'est la cautérisation de la plaie, faite le plus promptement possible avec le fer rouge. Rien n'est plus sûr que le feu. Négliger ce moyen, qu'on trouve toujours sous sa main, et conseiller de prétendus spécifiques, des recettes sans vérité ou d'insensés globules, ce n'est pas seulement commettre une erreur, c'est attenter en quelque sorte à la vie d'un citoyen? Détourner de luison unique moyen de salut, n'est-ce pas, en effet, lui donner la mort? Que cet avis soit donné au public et surtout qu'il en fasse sont profit.

La police chargée de veiller au bien-être des habitans a constamment défendu d'élever, dans l'intérieur des villes, les animaux dont le séjour était susceptible de compromettre la salubrité.

Des lois de police, faites en vue de maintenir l'ordre et la propreté dans Paris, à cause de sa nombreuse population, sont aujourd'hui rendues obligatoires dans toutes les autres villes de l'Empire. Cette extension n'a rien qui puisse surprendre : ce qui est insalubrité pour un endroit doit être insalubrité pour un autre, et une mesure prise pour combattre cette insalubrité là, peut être prise pour la combattre ici.

Les immondices des animaux, jointes à celles que les rues possèdent déjà, répandent souvent une grande infection, ce qui peut occasionner des maladies plus ou moins épidémiques, selon la constitution médicale du moment, et même devenir meurtrières.

Une ordonnance du 3 décembre 1829 a reproduit une partie de l'ancienne législation sur cette matière, et fait défense expresse de laisser librement circuler sur la voie publique dans l'intérieur des villes les Porcs, Oies, Canard, etc., etc.

Les travaux et les recherches auxquels se sont livrées les commissions sanitaires, lors de l'invasion du choléra, ont prouvé quelle influence fâcheuse pouvait exercer sur la salubrité la conservation de ces animaux, dans des maisons dont l'espace qu'elles offrent suffit à peine à loger les persounes.

Condom est certainement une ville mal disposée, et la plupart de ses maisons manquent d'espace ; les porcs y sont toujours en grand nombre, les oies quelquefois, et les immondices qu'ils répandent sur la voie publique et dans l'intérieur des maisons infectent souvent l'air qu'on respire dans un endroit et dans l'autre. Ces animaux devraient être élevés hors du centre des populations.

INONDATIONS.

Les Inondations se répètent souvent à Condom, et, lorsqu'elles se produisent, se sont les faubourgs de la *Bouquerie* et de *Barlet*, mais surtout celui de La Bouquerie, qui sont envahis par les eaux. Une inondation agit nécessairement sur le sol et sur les habitations ; son influence ne saurait être négligée ; elle peut être salutaire à quelques égards et nuisible sous beaucoup d'autres, c'est ce qu'il importe de déterminer. Lorsque le terrain des rues est profondément imprégné, depuis plusieurs années d'eaux et de gaz infects, il est bon qu'il soit lavé à fond par l'infiltration de l'eau de la rivière, surtout au travers du sol, dans la plus grande partie du quartier inondé ; mais cet avantage est compensé par l'extrême humidité d'un nombre plus ou moins grand de magasins et d'habitations au rez-de-chaussée et de sous-sols.

On le voit, l'inondation modérée peut avoir ses avantages et ses inconvénients au point de vue de la santé publique ; l'intérêt matériel et général ne la désire jamais, pas plus que les habitans de la Bouquerie et de Barlet, qui ont conservé le souvenir des années 1855 et 1856.

Afin de diminuer les chances qu'ont, les rues de La Bouquerie surtout, d'être submergées presque chaque fois que l'eau de la Baïse sort de son lit, il conviendrait de rétablir cette bifurcation de la rivière qui existait il y a moins de quarante ans. Elle s'étendait de la rive gauche, à quelques mètres en amont de l'église, jusqu'à quelques mètres en aval de la maison *Pugens*, en longeant le Boulevard situé au Nord de ce faubourg. En détruisant cette bifurcation on a commis une faute ; elle constituait un déversoir qui diminuait sensiblement la masse d'eau qui suivait le cours de la rivière, et cette diminution pouvait être rendue assez grande pour empêcher un débordement.

Rétablissez donc cette bifurcation, et disposez-là de manière à ce qu'elle ne nuise pas à la santé publique, ce qui arriverait si elle prenait à la rivière, en temps ordinaire, l'eau qui lui est nécessaire pour conserver son *niveau d'eau*.

Cette bifurcation est d'une nécessité absolue ; mais seule elle ne suffirait peut être pas pour empêcher, dans quelques circonstances, la Baïse de répandre son excédant d'eau dans les rues de La Bouquerie ; il lui faut un adjuvant : celui que nous allons proposer nous paraît digne d'être pris en considération. Établissez une digue solide, d'un mètre et plus s'il le faut de hauteur, qui suive la rive gauche de la rivière et qui s'étende de l'embouchure de la bifurcation au pont dit des *Carmes* ; ces deux moyens réunis sont, à notre avis, de nature à résoudre convenablement le problème.

Nous avons entendu dire qu'il avait été question d'élargir le lit de la Baïse devant Condom, dans le but de rendre les inondations moins fréquentes. N'élargissez pas ce lit, croyez-nous, le mal que cette opération produirait serait infiniment plus grand que celui que vous voulez combattre ; vous n'avez pas une inondation tous les ans ; votre projet nous donnerait tous les ans un plus grand nombre de malades.

Expliquons-nous. L'élargissement du lit de la Baïse détruira nécessairement, à certaines époques de l'année, son niveau d'eau : la sécheresse occasionne la diminution d'eau, même dans la rivière. Qu'arrivera-t-il alors ? Il arrivera que son fond vaseux, une fois mis à nu, laissera échapper des miasmes plus ou moins délétères qui se répandront dans la ville et y occasionneront des maladies nombreuses dont la gravité sera d'autant plus grande que le fond de la rivière sera plus riche en substances végétales en putréfaction, et qu'il sera plus longtemps exposé à l'action de la chaleur.

Donnez si vous voulez plus de profondeur à la Baïse; faites draguer la portion de cette rivière qui est devant Condom et vous ferez de la bonne besogne : le draguage est du domaine de la salubrité.

ÉTAMAGE.

L'étamage des ustensiles de cuivre et de quelques autres métaux intéresse à un haut degré la santé publique, et a fixé, depuis longtemps, l'attention de l'autorité prévoyante. Sans remonter à des temps trop reculés nous dirons qu'en 1743 un réglement enjoignit aux chaudronniers d'étamer avec de l'étain pur les vases qu'ils confectionnaient, sous peine de 500 livres d'amende et de perte de leur maîtrise. Si cette juste et protectrice sévérité était mise aujourd'hui en pratique, elle atteindrait de nombreux coupables; la matière avec laquelle on étame actuellement nos ustensiles de cuisine est formée d'un mélange d'étain, de plomb et de zinc, deux métaux sur trois qui peuvent occasionner des accidents graves. Le plomb et le zinc sont moins chers qne l'étain, les étameurs le savent, et les substances alimentaires, celles surtout qui contiennent un principe acide, les altèrent et acquièrent par cette altération des propriétés insolites toujours, et souvent malfaisantes.

Nous appelons la paternelle attention de l'autorité

sur le travail des étameurs, soit qu'ils résident à Condom, soit ces ambulants qui s'établissent sur la voie publique. Nous l'appellerons également sur le danger qu'il y a pour la santé publique de permettre aux marchands de vinaigre qui colportent chaque jour dans les rues de la ville leur marchandise dans des vases de fer-blanc. Le fer-blanc n'est autre chose que du fer étamé; or, nous avons dit, il y a un instant, quels sont les métaux avec lesquels on étame, et l'action qu'ont les acides sur ces métaux. Le danger que nous signalons est de tous les temps, il augmente en été parce que dans cette saison il s'en consomme davantage : tout le monde mange de la salade; les familles pauvres et les gens des champs l'employent aussi pour aiguiser l'eau qu'ils boivent. Que cette eau du moins ne contienne pas de principes toxiques.

En se servant de fer-blanc, les vinaigriers qui sont à Condom ignorent complètement l'action chimique qu'a l'acide acétique sur certains métaux; s'ils s'en doutaient ils seraient les premiers, nous en sommes sûr, à déplorer leur ignorance à cet égard et se serviraient à l'avenir de vases de terre ou de verre, avec lesquels, en effet, il n'y a point d'accident à craindre.

ALIMENTS.

La police des aliments et des boissons est un des premiers devoirs de l'autorité; beaucoup de considérations exigent qu'une surveillance active soit faite dans les marchés, chez les épiciers, les marchands de farine, les boulangers; chez les cabaretiers et autres marchands de vins, etc, etc.

C'est pénible à dire, mais ce n'est que trop vrai, que c'est principalement sur les objets les plus nécessaires à la vie que la mauvaise foi s'exerce avec le plus de tenacité ; elle les altère et les corrompt de mille manières, et souvent avec tant d'art, qu'il est difficile de reconnaître le mélange. On fabrique du vin dans lequel il n'entre pas un grain de raisin, et du lait fait seulement d'eau, de farine et d'un peu de miel. Placé entre son intérêt particulier et celui de la santé publique, un marchand de farines avariées n'hésite pas ; il les livre sans le moindre scrupule à la consommation, et ne prend aucun sourci de ce qui peut en résulter pour la santé publique. Un confiseur veut donner un aspect agréable aux bonbons qu'il fabrique, il les colore avec des substances minérales qui sont des poisons plus ou moins violents. Un charcutier prépare ses jambons et ses saucissons d'une façon telle, qu'une viande naturellement saine et nourrissante, devient une matière irritante, provoque des inflammations graves et peut-être mortelles. Des bouchers vendent la chair indigeste d'animaux trop jeunes, celle de vaches phthisiques, ou celles de bêtes mortes de maladies contagieuses. On apporte dans nos marchés des champignons de nature vénéneuse, des fruits verts ou gâtés, des poissons à moitié corrompus; l'épicier vous vend du sucre qui n'est pas du sucre pur, ou des cornichons que l'on a teints avec des sels de cuivre pour leur donner un beau vert. On a vu des accidents causés par la combustion de bougies stéariques dont les mèches étaient préparées avec de l'arsenic. Il n'est peut être pas une seule boisson, qu'une fraude criminelle ne puisse transformer en un principe de mort.

Hâtons-nous de le dire cependant, ces falsifications sont infiniment plus rares dans les petites villes que dans les grandes; celà tient-il à ce que les marchands dans les petites villes sont moins savants que leurs confrères des grandes, ou bien est-ce au peu d'occasion que les premiers ont d'exercer cette coupable industrie?

Nous nous dispenserons de signaler avec détail les falsifications dont chaque aliment et chaque boisson peut être en particulier l'objet; nous connaissons positivement les matières qui sont préférablement employées par les fraudeurs, nous les indiquerons au besoin au préposé qui, sous le titre d'Inspecteur spécial des comestibles, serait chargé par l'autorité locale de l'exécution de la loi du 16, 24 août 1790, et de celle des articles 475 n° 14, et 477 n° 4 du code pénal. Cette inspection est nécessaire, même à Condom, et, pour qu'elle soit efficace, il faut la confier à un homme compétent.

MORTALITÉ.

La mortalité dans la commune de Condom est due à des causes diverses que nous n'avons pu apprécier encore. Notre retour dans cette ville est très-récent, et notre absence a été très-longue ; nous les étudierons avec tout le soin que nous sommes susceptibles d'apporter sur un pareil sujet, et nous les présenterons ensuite sous la forme d'une topographie médicale.

Quant à présent, nous ne pouvons que constater un fait, c'est que la population Condomoise va décroissant. Le chiffre des naissances, durant les dix dernières années que nous venons de passer, est de 1,639 seulement, tandis que celui de la mortalité s'élève à 2,131.

D'où vient ce décroissement? A notre avis il est dû moins à l'excès de mortalité qu'au défaut de naissances; le besoin d'une nombreuse postérité ne se fait plus sentir chez les Condomois ; on se contente assez généralement aujourd'hui d'un enfant par famille, et, si par hasard il en arrive un deuxième, il est considéré comme un objet de luxe. Que cette réserve soit légère à ceux qui la pratiquent, l'objet de leur calcul y trouvera sûrement un avantage pécuniaire, une aisance plus étendue, à moins qu'une déception, quelquefois bien malheureuse, ne vienne tout renverser.

ÉGLISES.

La ville de Condom est ecclésiastiquement divisée en quatre *Paroisses*, et chaque paroisse a son église.

L'Église principale de la ville (St-Pierre), est une ancienne cathédrale qui attend toujours qu'on la débarrasse de ces ignobles masures qui l'enserrent de toutes parts. Une décision rendue en 1848 par le Conseil municipal a prescrit la complète démolition des baraques adossées à la façade de ce monument gothique, qui est sur la Place d'Armes, ainsi que celles qui avoisinent sa principale porte d'entrée. Cette décision était au moment de recevoir sa pleine et entière exécution lorsque la première écharpe *municipale* de Condom changea malheureusement de mains : elle est encore à exécuter ; puisse-t-elle se réaliser bientôt, et si, par une décision nouvelle, on pouvait débarrasser aussi les façades Nord et Est, de manière à isoler complètement cet édifice, la mesure que nous demandons serait parfaite, l'assainissement du voisinage en dépend, et rendrait à cette magnifique et majestueuse *Basilique* l'indépendance qu'elle réclame dans l'intérêt de sa dignité et de sa conservation.

Les Eglises *St-Barthélemi*, *St-Michel* et *St-Jacques*, sont trois monuments du style architectural le plus pauvre et ne se recommandent guère que par le service auquel ils sont affectés. Ces Églises sont situées à trois entrées différentes de la ville, et comme chacune, par une disposition due au hasard, forme, sur la voie publique, un angle saillant, ces entrées de la ville sont irrégulières, incommodes et disgracieuses. N'y aurait-il rien à faire dans l'intérêt de l'Hygiène publique à l'endroit de ces Eglises? Si nous n'étions pas retenu par le respect que nous avons pour tout ce qui se rapporte au culte, nous n'hésiterions pas à proposer la réunion des quatre paroisses, établies à Condom, dans une seule et unique; le culte n'y perdrait rien, l'Eglise paroissiale y gagnerait en magnificence, la commune aurait des nouveaux locaux à sa disposition, l'embellissement de la ville deviendrait plus facile et l'Hygiène publique y trouverait aussi ses avantages.

HOSPICE.

L'Hospice de Condom est un vaste et bel établissement situé à l'extrémité Est de la ville. Les salles des malades sont séparées les unes des autres par deux cours spacieuses et bien tenues. Ces salles sont bien exposées, bien aérées, confortablement meublées et confiées au dévouement pieux des courageuses filles de de St-Vincent-de-Paule : c'est dire assez que leur propreté est constamment dans un état irréprochable.

L'Hygiène publique et la salubrité ne réclament rien de l'intérieur de cet établissement : l'une et l'autre y sont parfaitement respectées, et le zèle avec lequel la respectable sœur supérieure veille au bien-être de la population qui lui est confiée, est une garantie que nous devons accepter avec bonheur.

Le côté Ouest de l'Hospice est longé par une rue étroite dans laquelle les voisins et les passants déposent jour et nuit *quelque chose*; sous le rapport de la proprelé elle est, comme on dit en langue arabe : *Kif, Kif*, avec celle des *Argentiers*. C'est aussi en longeant cette rue qu'on trouve l'ancien cimetière de l'Hospice avec ses hautes murailles, qui arrêtent l'air dont le quartier qui l'avoisine aurait tant besoin pour son assainissement.

L'Administration de l'Hospice devrait bien demander à qui de droit l'autorisation de faire une concession à ce malheureux quartier ; il croupit dans l'ordure et le manque d'air menace les habitants d'une asphyxie plus ou moins prochaine : nous appelons sur ce point l'attention de l'Autorité.

SALLES D'ASILE.

Lorsque Louise SCHPPLER, cette pieuse servante du pasteur Oberlin, conçut et réalisa la pensée d'une Salle-d'asile au profit intellectuel et moral des pauvres enfants d'un village des *Voges*, elle ne se doutait pas que cette création qui lui paraissait si simple, bientôt admirée et propagée dans tous les pays civilisés, y deviendrait l'objet d'une sollicitude spéciale de la part des gouvernements et de leurs administrations.

La Salle-d'asile, à Condom, est établie dans un local dépendant de l'hospice; elle est située partie au premier étage et partie au rez-de-chaussée. La partie du rez-de-chaussée se compose de deux pièces séparées seulement par une balustrade en bois d'un mètre environ de hauteur ; l'une de ces deux pièces est spécialement réservée à la classe ; elle est garnie de gradins en amphithéâtre et destinée aux évolutions et à la formation des groupes d'enfants aux heures de lecture ; l'autre sert aux heures de repas et aux récréations pendant les jours froids et pluvieux.

Ce local est planchéié, il est proprement tenu ; la cour spacieuse, qui sert de préau, est contiguë au local dans lequel se fait la classe ; telles sont les favorables dispositions que présente cet établissement à la jeune population qui le fréquente, mais ce local est trop exigu et les soins de propreté dont il est sans cesse l'objet ne détruiront jamais les causes d'insalubrité que nous lui reprochons : ces causes lui sont inhérentes. L'espace nécessaire lui manque, la complète ventilation du local est difficile, et l'air qui y arrive dans cette intention, par cette fenêtre récemment ouverte à la façade Ouest de l'hospice, venant de l'une des plus dégoûtantes ruelles de la ville, doit être trop impur pour qu'il soit convenable de s'en servir dans le but d'assainir un local quelconque ; le plafond de ces salles est d'un grand mètre trop bas ; ses fenêtres Sud sont hautes et trop peu ouvertes ; celles qui sont au Nord sont bien et c'est par elles seulement que ces salles reçoivent l'air et la lumière. Quant aux rayons si vivifiants du soleil ils n'y arrivent jamais.

Il est absolument nécessaire que le local qui sert de salle d'asile ait une situation salubre et une étendue proportionnée à la population qu'il doit recevoir : ainsi, seize mètres de longueur sur dix de largeur et cinq de hauteur, forment la meilleure proportion pour un nombre de deux cents à deux cent cinquante enfants. Nous passerons sous silence ce qui est relatif au logement des directeurs ou directrices, mais nous insisterons sur la nécessité de disposer près de la classe, dans un lieu sain, aéré, des latrines de facile accès, de facile surveillance, d'une grande propreté, où les sexes seront séparés.

Chauffées à un degré convenable en hiver, raffraîchies en été, et ventilées avec facilité en toute saison, ces salles doivent offrir les garanties de salubrité si nécessaire à des enfants, dont l'organisme délicat et impressionnable, demande à se développer et à se fortifier sous des influences conformes aux lois de la nature.

Il en est de même du préau, qui n'est fréquenté que dans les beaux jours; sablé et exempt d'humidité, ombragé par des arbres, il contribue à l'entretien de la santé des enfants, qui ont besoin de prendre leurs ébats en plein air.

Nous n'avons pas l'intention de nous occuper ici de la partie la plus intéressante de cette institution; nous ne décrirons pas non plus les travaux et les jeux animés qu'offrent les joyeuses et turbulentes populations des salles d'asiles, cela est étranger à notre sujet; mais nous dirons que cette admirable institution a rempli une lacune fâcheuse qui existait entre les premiers soins maternels et l'éducation primaire ; que jusqu'alors les enfants, ceux de la classe ouvrière surtout, étaient journellement exposés à une foule de dangers physiques, et à des influences morales tout aussi redoutables. Ces dangers ont aujourd'hui disparu pour les enfants, dont les parents ont du bon-sens ; les Salles-d'asile sont des lieux éminemment moraux ; les individus qui les fréquentent y reçoivent les premières notions religieuses et intellectuelles, et ils y contractent des habitudes d'ordre et de propreté qui doivent leur être si profitables pour l'avenir.

Nous avons déjà dit, ce nous semble, que la Salle-d'asile à Condom était dans un local dépendant de l'Hospice, ajoutons que cette salle a une communication immédiate avec une de celles de l'établissement qui sert à recevoir des malades ; que la cour ou le préau est aussi accessible à la population de l'Hospice, et terminons par conclure que l'endroit est mal choisi.

COLLÉGE.

Le Collége est un grand et bel édifice, situé sur un point élevé de la ville, séparé des autres habitations, recevant l'air, la lumière et les rayons du soleil, mais susceptible de recevoir une plus grande quantité de ces fluides, ce dont il aurait besoin, lorsque les améliorations qu'il réclame lui auront été accordées.

Le Collége a deux étages ; son entrée principale

est au nord et elle est précédée d'une cour fermée qui sert à la récréation des élèves dans les beaux jours.

Les salles des classes sont au rez-de-chaussée de l'établissement donnant sur la cour, moins celles de physique et de mathématiques, qui sont aux étages supérieurs.

La façade sud, celle qui, par son exposition, est appelée a être la plus agréable de l'établissement et à communiquer à cet établissement la plus grande somme de salubrité, est masquée par des maisons de peu de valeur, qu'il conviendrait de démolir dans l'intérêt de la salubrité du Collége et dans celui de sa conservation. Si cette démolition s'effectue on pourrait assainir les salles destinées aux classes qui sont au rez-de-chaussée en pratiquant des ouvertures sur la façade sud, de manière à établir une ventilation quelquefois, une aération convenable toujours, et un assainissement aussi parfait que possible dans toutes les circonstances.

Les nombreuses pièces du Collége sont pavées en pierre ou en brique, moins toutefois le beau corridor du deuxième étage, et le magnifique dortoir, qui sont planchéiés.

Le réfectoire situé à côté de cette cuisine qu'il faut traverser pour aller au jardin, et dont le déplorable état atteste une distribution vicieuse et le défaut d'entretien, ce réfectoire, disons-nous, n'a, sous le rapport de l'élégance, aucun reproche à adresser à la cuisine, sa voisine : ces deux locaux forment aussi un *Kif*, *Kif*, qu'un arabe serait heureux de trouver dans d'aussi exactes dispositions de ressemblance. Cette ressemblance ne flatte que médiocrement notre vue, nous avouerons même qu'elle n'en est pas flattée du tout par la parcimonieuse clarté que ces deux pièces reçoivent ; les dalles ici brisées, ici manquantes, les murs humides, etc., etc., que l'on remarque partout, rendent ces locaux tristes et dangereux à habiter principalement dans les grandes chaleurs, par l'abaissement considérable de la température et par l'humidité qui y règne toujours.

La rampe en fer de l'escalier qui conduit au réfectoire a ses barreaux trop espacés ; un enfant inattentif peut facilement passer à travers et se faire du mal. Pour prévenir tout accident, il suffit de placer deux barres transversales sur les verticales qui existent déjà, ou multiplier celle-ci, ce qui serait plus artistique et plus agréable à l'œil.

L'Infirmerie de cet établissement est mal située ; les deux pièces dont elle se compose manquent d'air et de lumière, de plus elles ont un sol de briques : trois choses essentiellement mauvaises pour une chambre de malades. La belle pièce du deuxième étage qui surplombe la chapelle, une fois arrangée, conviendrait parfaitement pour y établir l'infirmerie.

Les soins de propreté, si nécessaires à la santé, et dont l'habitude réagit favorablement sur le moral, sont poussés autant que faire se peut dans un établissement de cette nature qui n'a pas de salle de bains. Cette absence est regrettable, elle est probablement le résultat d'un oubli auquel on remédiera sans doute ; la place pour en établir ne manque pas et le Collége possède deux puits abondants.

Nous avons récemment assisté à un repas des élèves ; nous avons remarqué que les aliments étaient de bonne qualité, et servis en assez grande abondance ; leur nourriture nous a également paru tonique et réparatrice ; ce n'est pas le luxe, mais c'est le confortable.

Nous ne quitterons pas le Collége sans dire combien il est regrettable, que cet établissement, qui fut autrefois la gloire de Condom, soit aujourd'hui aussi délaissé par une partie de la population condomoise, aussi directement intéressée que l'autre à coup sûr, à son état prospère : que les personnes qui ont pu contribuer à ce délaissement, à quelque rang de la société qu'elles appartiennent, veuillent bien se rappeler que des célébrités, des illustrations même, ont reçu dans la modeste enceinte de notre Collége les premiers éléments d'une instruction, qui a pu grandir sous des voûtes plus fameuses, mais qui, à toutes les époques de leur vie, ont conservé pour le Collége de leur ville natale des souvenirs qui les honorent, comme ils honorent et relèvent le Collége de Condom.

La haute protection dont cet établissement fut, il y a quelques années l'objet, semblait lui promettre un avenir de plus en plus brillant; d'où vient donc que cet avenir lui échappe? C'est à l'administration d'en rechercher les causes et de les détruire; elle doit cette satisfaction aux condomois, aux pères de famille qui ont des enfants à faire instruire, à ceux d'entre-eux surtout qui ne sont pas assez riches pour les entretenir dans des établissements éloignés de leur demeure : que l'on sape jusqu'au vif de la question qui nous occupe, s'il le faut, mais qu'on nous laisse notre Collége et des professeurs instruits et moraux pour élever nos enfants.

PRISON.

La Prison est de construction assez récente et l'emplacement sur lequel elle est bâtie convient à un établissement de ce genre. Placé sur un plateau assez élevé, isolé de toute habitation particulière, à proximité du palais de justice et de la caserne de la gendarmerie, recevant l'air et la lumière par les ouvertures pratiquées au quatre façades, ce bâtiment a un intérieur aux proportions mesquines, étroites, où l'insalubrité est dans tout le rez-de-chaussée, qui est souvent inoccupé, c'est vrai; mais s'il l'était ce serait un malheur. Voyez la pièce qui sert de lingerie : les effets qu'elle renferme seraient promptement détériorés si le concierge, vieux soldat, homme d'ordre et du devoir, ne venait, par des moyens efficaces, veiller à leur conservation.

Cet intérieur est bien et proprement tenu, les cours aussi; chaque sexe à la sienne où il peut aller se récréer; lorsque le mauvais temps rend le séjour dans ces cours impossible, la récréation est offerte aux détenus dans un local bien clos, disposé à cet effet.

Quant au plan d'après lequel cet édifice a été construit, il prête le flanc à la critique. Nous ne chercherons pas à savoir si ce plan appartient à l'architecte ou s'il lui a été imposé; des vices existent occupons-nous de les signaler. Ce bâtiment, à raison de sa destination, demandait à être précédé d'une cour propre à recevoir une ou deux voitures, et propre aussi, soit à empêcher toute évasion des prisonniers à l'arrivée et au départ, soit pour éloigner la foule de curieux, ordinairement grande en pareille circonstance, soit enfin pour empêcher toute communication dangereuse entre le dehors et les détenus. Avec cette cour ces abat-jour placés aux fenêtres de la façade qui donne sur la rue, devenaient inutiles: leur présence défigure cet édifice, et les cellules, au-devant desquelles ils sont placés, ne reçoivent pas la quantité d'air et de lumière qui leur est nécessaire pour les besoins de la population qu'elles renferment.

L'absence de cette cour est donc regrettable; il est regrettable aussi que l'on n'ait pas songé à l'édification d'une petite chapelle pour les besoins spirituels de la population de la maison; n'oublions-pas que cette population est en moyenne de 20 personnes.

Un puits aurait également trouvé un utile emploi dans cet établissement où le besoin d'eau se fait sentir à chaque instant du jour, soit pour les besoins des prisonniers, soit pour le service matériel de la maison, soit en cas d'incendie.

Il en existe un, il est vrai, dans la voisinage, mais il a l'inconvénient d'être hors de l'établissement (il est dans les dépendances de la caserne de la gendarmerie), d'avoir son niveau-d'eau à une grande profondeur, ce qui occasionne beaucoup de temps et beaucoup de peine pour le puisage, et d'occasionner aussi de fréquentes allées et venues dont les détenues malintentionnés pourraient profiter pour mettre à exécution un projet quelconque.

Le mur d'enceinte est trop près de l'édifice; il arrête la colonne d'air et l'empêche d'arriver à la base du monument : cause certaine d'insalubrité. Si ce mur de clôture est destiné à conserver la distance qu'il a actuellement, il faut faire pratiquer, à deux mètres de distance l'une de l'autre, des ouvertures au niveau du sol, que l'on garnira avec des barres de fer, de manière à permettre à l'air de circuler tout au tour de la prison.

Ne serait-il plus possible d'ajouter à cet établissement les accessoires dont nous venons de signaler la regrettable absence? Il nous semble que rien n'est plus aisé : le sol sur lequel la Prison est bâtie possède encore beaucoup de terrain disponible, et comme ce dernier est une propriété de la Commune, la difficulté est en grande partie levée.

MENDICITÉ.

La Mendicité, cette plaie de la société, a de tout temps été frappée de réprobation par les gouvernements de toutes les nations.

Des lois d'une rigueur excessive ont été rendues, même au moyen-âge, contre les mendiants. Chez certains peuples on les condamnait à la prison, au carcan, à la mort. En 1350, le Roi Jean, en France, défendit la mendicité sous peine du fouet et du pilori, et le récidiviste était marqué au front et banni. En 1547 Henri II, prononça contre les mendiants la peine des galères, et cet état de choses, nous dit un publiciste, subsista, dans le texte de la loi du moins, jusqu'à la révolution de 89. Depuis, la loi devint moins sévère : avant de réprimer la Mendicité comme délit, on voulut lui offrir du travail comme secours : un décret du 30 mai 1790 ouvrit des ateliers pour les mendiants valides; la loi du 24 vendémiaire an II organisa à la fois des travaux de secours et des maisons de répression; elle condamna les récidivistes à la transportation. Un décret Impérial du 5 juillet 1805, ordonna qu'un dépôt de mendicité serait ouvert dans chaque département; mais cet ordre n'a pu être maintenu à cause des dépenses excessives que ces établissements occasionnaient; cela devait être, car l'expérience a depuis longtemps prouvé que la multiplication des aumônes multiplie les mendiants, comme celle des faveurs multiplie les solliciteurs.

Notre législation actuelle défend également la mendicité, et si elle s'exerce quelque part c'est la faute de l'autorité compétente.

Il ne faut pas confondre le Paupérisme et la Mendicité, l'ouvrier qu'un long chômage ou des maladies ont réduit à l'indigence, et le vagabond qui spécule sur la charité publique. L'un est digne du plus grand intérêt, tandis que l'autre est un délinquant qui appartient à la justice des hommes.

Dans un grand pays comme la France, où le Gouvernement s'occupe avec une sollicitude sans pareille du bien-être du peuple, il ne peut y avoir en fait de pauvres que les hommes qui ne peuvent pas ou qui ne peuvent plus travailler, car nous n'admettons pas au nombre des pauvres, ces paresseux jeunes et vigoureux qui trouvent, dans notre charité mal entendue, des secours plus faciles et plus considérables que ceux qu'ils se procureraient par le travail.

De généreux condomois ont réalisé la pensée d'extirper la mendicité de leur ville, où, il faut le dire, elle avait pris racine et s'était constituée en permanence. Des quêtes sont, à cette intention, faites par les honorables membres du bureau de charité et le produit est, bon an mal an, dit-on, de dix mille francs environ.

Tout vicieux qu'il soit, à notre avis, le mode mis en usage à Condom (les quêtes) pour secourir les pauvres de la ville et pour éteindre la Mendicité, nous pensons qu'il serait possible de ménager la susceptibilité de ceux qui reçoivent et de donner satisfaction à ceux qui donnent.

Nous avons nos rues, nos places, nos promenades, qui sont habituellement sales; organisez une brigade de balayeurs, les pauvres que vous secourez à domicile vous offriront un nombre assez grand d'hommes et de femmes pour assurer ce service et vous détruirez en même temps les dispositions au *far-niente* qui pourraient exister chez quelques-uns d'entre-eux. En employant ces hommes au nettoiement de la voie publique vous les retirez des cabarets et autres lieux et vous les obligez à rompre avec l'oisiveté.

Nous appelons sur cette importante question d'économie sociale l'attention de l'Administration supérieure de la ville de Condom.

ABATTOIR.

L'une des améliorations les plus précieuses qu'ait obtenu à Condom, la salubrité publique, est, sans contredit, l'institution d'un Abattoir.

Elle ést encore récente (1850). Témoins des inconvénients graves dont s'accompagnait le régime précédent des boucheries, les hommes hygiénistes l'appelaient de tous leurs vœux.

Avant 1850 donc et depuis longtemps, par suite d'une incurie éminemment blâmable, les tueries et à côté d'elles, les triperies et les dépôts des matières organiques à l'état frais, étaient situées çà et là dans la ville, au milieu des habitations. Chaque boucher abattait sa marchandise où bon lui semblait. Aucun contrôle n'était établi à cet égard, et c'était pour ne pas heurter des habitudes invétérées qu'on exposait, sans le moindre scrupule, la santé de cinq mille individus aux caprices de cinq ou six industriels ! Ce temps n'est plus, Dieu merci ; en fait d'Hygiène publique nous progressons et nous devenons tous les jours plus exigeants. La plupart des villes ne se distinguent maintenant les unes des autres que par le chiffre de leur population, la civilisation tend à s'équilibrer, et cet équilibre sera complet lorsque la maxime : *vouloir* c'est *pouvoir* sera comprise par les administrateurs et par eux mise en pratique.

L'Abattoir à Condom est hors de la ville, très près des deux rivières. Sa situation au nord et au confluent de la Gèle est des mieux choisie : la ville est protégée contre les émanations fétides qui peuvent, dans les temps chauds surtout, s'échapper de cet établissement. La vaste pièce destinée à l'abattage est dallée en pierre dure ; sa pente laisse quelque chose à désirer. Le lavage à grande eau se fait au moyen d'une pompe établie dans un puits de l'établissement qui entraîne les matières chymeuses que renferment l'estomac et les intestins des animaux tués dans le courant de la Gèle, et ne séjournent point dans l'abattoir.

Des séchoirs sont établis à l'étage supérieur de l'édifice.

N'abandonnons-pas cet établissement sans émettre un vœu. Il n'y a pas d'abattoir pour les Porcs ; ces animaux sont égorgés encore dans les maisons particulières et fatiguent le voisinage de leurs cris ; c'est encore de la barbarie. On ne saurait trop éloigner de l'odorat les bestiaux récemment égorgés, et écarter des yeux les détails de leur meurtre d'ailleurs nécessaire ; on ne peut atteindre ce but qu'au moyen d'un abattoir plus particulièrement destiné à ces animaux.

Une simple construction, élevée à côté de l'abattoir actuel, dans laquelle on établirait un fourneau muni d'une chaudière, suffirait largement à ce besoin. Un léger droit imposé sur chaque porc tué couvrirait promptement les dépenses d'appropriation, et la commune trouverait, dans cette nouvelle et utile institution, des ressources nouvelles aussi pour son budget.

La mesure que nous provoquons serait rendue obligatoire pour tout le monde, sans exception.

HALLE.

La Halle actuelle a succédé, sur le même terrain, à un horrible hangar, qu'on appelait aussi Halle à

Condom, et que partout ailleurs on aurait appelé *bouge et coupe-gorge.*

Ce hangar, qu'on nous permette de continuer à l'appeler ainsi, méritait ce double nom en effet; nous l'avons vu de nos yeux, nous nous souvenons qu'il était constamment sale et puant, qu'il servait de remise omnibus, que les guimbardes y étaient quelquefois en grand nombre, et, comme l'éclairage public était alors complètement inconnu à Condom, nous vous laissons à penser, à vous, qui avez eu le bonheur de ne pas avoir été témoin du degré d'intelligence administrative de nos édiles de l'époque, s'il était prudent de longer ce hangar en temps d'obscurité? Mais si les édiles dédaignaient de s'occuper de la police du lieu, la population jeune et turbulente de l'endroit s'en occupait; mais par des procédés qui lui étaient propres : les charrettes étaient nuitamment conduites sur les points les plus dispersés et les plus cachés de la ville; quelquefois même dans les rivières, et le lendemain les recherches commençaient Nous avons connu un auvergnat d'origine qui a souvent cherché la sienne et l'a souvent envoyée ensuite en réparation.

Nous ne nous sommes livré à cette digression que pour prouver une fois de plus que l'administration locale, dans des temps reculés déjà, était imprévoyante, molle et peu protectrice à Condom.

Maintenant, revenons à notre sujet et disons que la Halle actuelle est mal située; que l'étroit espace d'abord qui la sépare des habitations nuit à la salubrité de ces mêmes habitations et réciproquement ; que les accès de cette place couverte sont difficiles et même dangereux un jour de foire ou de marché, à cause de la foule qui stationne et qui se presse dans ces deux ruelles qui la longent de l'Est à l'Ouest.

Il est, dit-on, question de doter la ville d'une Halle nouvelle et de choisir un emplacement qui convienne à sa destination commerciale. Nous nous féliciterions personnellement de la réalisation d'un pareil, projet et nous souhaitons que notre petit travail contribue à le faire éclore. En attendant, disons les conditions dans lesquelles il convient de faire entrer un établissement de cette nature pour qu'il ne nuise pas à la santé publique.

Pour qu'une Halle réponde aux justes exigences de l'Hygiène, il faut qu'elle soit assez isolée de toute habitation, pour que l'air, la lumière et les rayons du soleil, puissent la pénétrer abondamment de toutes parts; que les matériaux qui servent à sa construction soient de bonne qualité et que le mortier hydraulique soit largement et exclusivement employé; que le sol soit dur, uni et sec (salpêtre battu ou bitume, mais préférablement bitume); que des portes en fer, à barreaux, entourent l'édifice et le protégent contre l'envahissement des gens malpropres, dont l'espèce est loin d'être éteinte, même à Condom, la voie publique et les boulevards en font foi, qui usent largement de la pitoyable liberté qu'on leur laisse de faire et de déposer leurs déjections où bon leur semble, soit de jour, soit de nuit, à la vue de tout le monde.

CIMETIÈRE.

Le Cimetière, qu'une administration intelligente, protectrice, dévouée à la chose publique, regrettable sous tous les rapports, a récemment fait établir hors la ville, sur un point culminant, sur un terrain de nature convenable à la neutralisation des miasmes, est dans de bonnes conditions pour la salubrité, bien que, contrairement à la législation sur la matière, il soit au midi de la ville au lieu d'être au nord.

L'inauguration de ce triste champ du repos a nécessairement entraîné avec elle la suppression de ces Cimetières partiels qui existaient encore il y a moins de dix ans, dans l'intérieur de la ville, sous nos fenêtres, aux portes de nos habitations. Que l'administration qui a opéré cette fusion, qui a donné raison aux prescriptions du décret du 23 prairial an XII, en face d'une population que certains esprits rétrogrades ou timorés présentent depuis grand nombre d'années comme prête à manifester ses volontés capricieuses envers quiconque cherche à détruire les superstitions et les préjugés, que cette administration, disons-nous, trouve ici l'expression de la reconnaissance de cette même population dont les sentiments ont été méconnus ou calomniés. Vienne une amélioration qui ait l'intérêt général pour fin, et un sacrifice individuel pour moyen, et vous verrez si chacun n'y contribue pas dans les limites de sa fortune.

ÉTABLISSEMENTS DANGEREUX.

Il existe une maisonnette dans la rue des Cordeliers qui sert à entreposer la poudre à tirer appartenant à l'État. Un incendie a récemment éclaté dans une maison qui n'est éloignée de cetentrepôt que de trente mètres. Le danger on le voit, était grand et si les deux mille kilogrammes de poudre qui étaient alors en magasin avaient reçu une étincelle de feu, une partie de la ville sautait, et avec elle ses habitans. Des secours furent immédiatement organisés, et des deux pompes qui fonctionnaient il y en avait une qui était spécialement dirigée sur le magasin à poudre, elle l'inondait de son eau, afin de le protéger, de le préserver du danger qui le menaçait. Mais cette protection, que commandait une sage prudence, était enlevée à la maison incendiée, heureusement que cette maison était petite, dépourvue de meubles, d'objets combustibles, et que le feu a été promptement éteint, grâce, comme toujours, du reste, à la direction intelligente du commandant des pompiers de Condom, et au zèle actif des citoyens qui composent cette compagnie, dont la réorganisation vient d'être prescrite par un récent décret Impérial.

Une bonne mesure à prendre à l'égard de cet entrepôt ce serait de le transporter hors de l'enceinte de la ville, dans un lieu sûr, commode, où la surveillance fut facile Ce lieu nous l'indiquons : c'est le Cimetière. Le Cimetière est bien clos; un caveau maçonné, construit et établi dans les conditions de prudence et de sûreté qu'offrent les poudrières; rendre la surveillance de cet établissement obligatoire au fossoyeur, tels sont les moyens que nous proposons pour mettre la ville à l'abri de tout danger de la part de la poudre.

Avant de clore notre modeste travail, dont le seul mérite est d'avoir été écrit sans aucune préoccupation et uniquement dans l'intérêt du vrai et du juste, qu'il nous soit permis d'appeler la bienveillante attention de l'autorité compétente sur un objet qui fait partie aussi de l'Hygiène publique; nous voulons parler de la sonnerie des cloches, de celle principalement qui indique à la population qu'il y a un de ses concitoyens qui est à l'agonie, qu'un autre est décédé, qu'un service funèbre sera célébré le lendemain pour le repos d'un âme, etc., etc. L'objet dont nous nous occupons est trop respectable pour que nous ne protestions pas d'avance contre toute interprétation qui tendrait à donner à nos paroles un sens anti-religieux; ce sens, elles ne l'ont pas, nous nous occupons d'Hygiène publique, nous resterons dans le cercle de notre sujet.

La multiplicité des sonneries *tristes*, en usage à Condom, peut avoir, et a souvent, en effet, des résultats plus ou moins marqués, toujours fâcheux sur les personnes irritables, nerveuses, malades ou affligées. Que la cloche tinte le glas pendant le temps que dure la cérémonie religieuse de l'inhumation, cela a lieu partout; mais que ce tintement se renouvelle chaque fois qu'on sonne l'Angelus, même pour une messe dite à l'intention d'un trépassé, qui, de son vivant, appartenait à un siècle bien reculé du nôtre cela ne se fait nulle part qu'ici, et cela réveille des sensations pénibles, dont l'intensité, la durée et les résultats, sont plus faciles à comprendre qu'à expliquer.

Craint-on que la suppression de ces sonneries diminue dans le cœur de l'homme le respect que commande la religion? Mais si le respect tenait à la sonnerie des cloches, cette sonnerie serait en usage dans toute la chrétienté; or, l'usage n'existe pas plus que celui qui consiste à les mettre en branle dans le but d'apaiser l'orage ou de le dissiper.

Nous arrêterons ici l'exposé des causes d'insalubrité que nous trouvons à Condom; il en existe probablement d'autres qui nous ont échappé; que ceux qui les ont sous la main les signalent. Nous n'avons pas eu l'intention, nous l'avons dit ailleurs, de faire une topographie : nous pourrons peut-être nous en occuper un jour ; en attendant appelons l'attention de l'autorité sur un point très-perfectible de son administration, sur l'Hygiène publique; si, pour repousser nos propositions, on ne nous oppose qu'une question budgetaire, nous dirons avec LAROCHEFOUCAULD : « Non, rien n'est « impossible, il y a des voies qui conduisent à toutes « choses, et, si nous avions assez de volonté, nous au« rions assez de moyens. »

FIN.

CONDOM. — J.-M. DUPOUY, IMPRIMEUR.

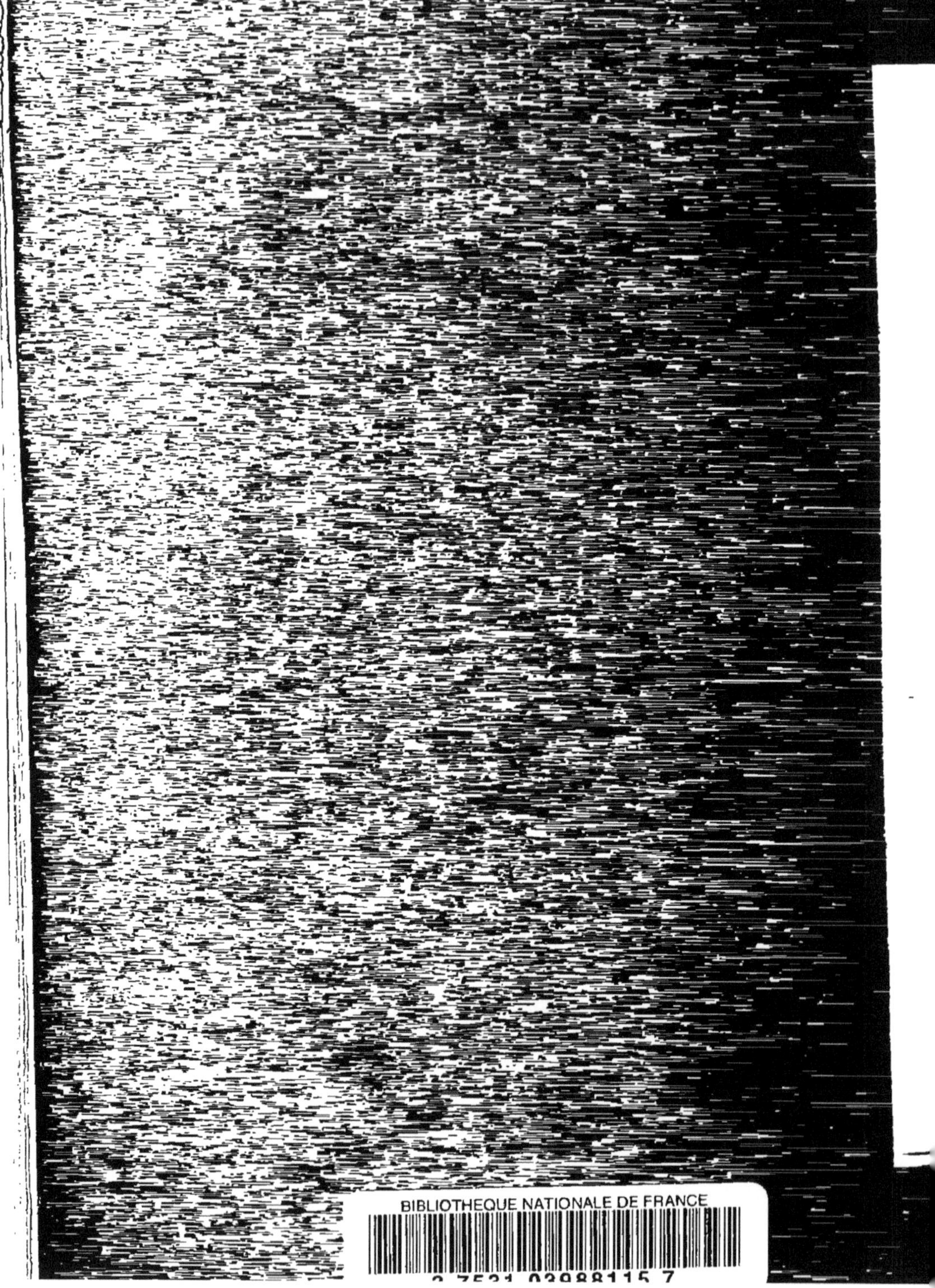

www.ingramcontent.com/pod-product-compliance
Ingram Content Group UK Ltd.
Pitfield, Milton Keynes, MK11 3LW, UK
UKHW021007200726
13857UKWH00004B/1314

9 782011 910875